AF401134

CONTRIBUTION A L'ÉTUDE

DES

MALFORMATIONS DENTAIRES

CHEZ LES

Idiots, Hystériques et Épileptiques

PAR

Le D' Eugène ROBIN

DE L'UNIVERSITÉ DE PARIS

ANCIEN EXTERNE DES HOPITAUX

MÉDAILLE DE BRONZE DE L'ASSISTANCE PUBLIQUE

PARIS

VIGOT FRÈRES, ÉDITEURS

23, PLACE DE L'ÉCOLE-DE-MÉDECINE, 23

1901

CONTRIBUTION A L'ÉTUDE

DES

MALFORMATIONS DENTAIRES

CHEZ LES

Idiots, Hystériques et Épileptiques

PAR

Le Dr Eugène ROBIN

DE L'UNIVERSITÉ DE PARIS

ANCIEN EXTERNE DES HOPITAUX

MÉDAILLE DE BRONZE DE L'ASSISTANCE PUBLIQUE

PARIS

VIGOT FRÈRES, ÉDITEURS

23, PLACE DE L'ÉCOLE-DE-MÉDECINE, 23

—

1901

S A52583

AVANT-PROPOS

BIBLIOTHÈQUE NATIONALE R.F. IMPRIMÉS

Au début de ce travail nous nous faisons un devoir d'exprimer notre gratitude à tous ceux qui nous ont guidé, conseillé et instruit pendant nos études médicales : neuf années que l'attrait de l'enseignement reçu, la bienveillance qui nous fut témoignée, nous ont fait trouver trop courtes, et dont nous conserverons un souvenir durable.

Trois de nos maîtres des hôpitaux, M. Siredey, médecin de l'hôpital Saint-Antoine, M. Gérard Marchant, chirurgien de l'hôpital Boucicaut, et M. Variot, médecin de l'hôpital des Enfants-Malades, ont particulièrement droit à notre reconnaissance, tant pour le souci qu'ils ont pris de nous donner une solide instruction, que pour l'amical et bienveillant intérêt qu'ils nous ont sans cesse témoigné.

Successivement stagiaire, puis externe chez M. le docteur Siredey, dans son important service de l'hôpital St-Antoine, nous avons pu ainsi apprécier pleinement son enseignement si didactique et si clair.

Nous n'oublierons jamais les longues matinées où nous suivions sa visite, et où sans souci de son temps ni de sa peine il nous initiait aux règles de l'examen des malades, et aux secrets de la clinique.

Nous ne conserverons pas un moindre souvenir de son enseignement de la gynécologie médicale qu'il fut des premiers à faire revivre, se mettant à la tête du mouvement qu'elle a exécuté parallèlement aux progrès de la chirurgie gynécologique.

Là encore non content de nous donner des exemples cliniques, de nous faire prendre part à l'exercice de la pratique, il développa nos idées par de précieuses leçons théoriques. M. Siredey a été pour nous plus qu'un maître bienveillant et dévoué, mais presque un ami dont les conseils et les obligeantes attentions ne se sont jamais démenties ; et nous sommes heureux de lui exprimer ici notre profonde reconnaissance.

Nous avons été également à deux reprises l'élève de M. le docteur Gérard Marchant. D'abord stagiaire dans son service de l'hôpital d'Ivry, nous avons été ensuite son externe dans son service de l'hôpital Tenon. A lui également nous devons un lourd tribut de reconnaissance. Nous adressons ici l'expression de notre profonde gratitude à l'homme aimable et bon qu'il s'est toujours montré pour nous ; puis nous rendrons hommage au maître dévoué et soucieux de l'instruction de ses élèves. Nous n'avons eu garde d'oublier les leçons imagées, et l'enseignement si topique et si personnel de ce maitre ; et nous nous efforcerons de conserver longtemps la tradition de la bonne chirurgie que cet opérateur habile et minutieux a essayé de nous livrer.

Enfin, presque au terme de nos années d'externat, nous avons eu le bonheur d'être l'externe de M. le docteur Variot, médecin de l'hôpital Trousseau. Nous ne saurions exprimer à cet excellent maitre, sans rester au-dessous de la réalité, la haute et respectueuse estime, et la reconnaissance émue que nous lui tenons, comme homme et comme médecin. Lui aussi, il n'a jamais ménagé ni son temps, ni sa peine pour instruire ses élèves. Travailleur et chercheur infatigable, nous n'avons pas seulement reçu de lui l'initiation aux difficultés de l'étude des maladies des enfants ; nous avons pu encore, grâce à ses importantes recherches radiographiques, à ses travaux sur la diphtérie et sur la scarlatine, aborder un certain nombre de questions spéciales.

Après l'année si fructueuse passée dans son beau service, nous avons pu compléter près de ce maitre nos connaissances sur les questions si délicates de l'allaitement dont on saurait difficilement s'occuper avec plus de désintéressement et d'amour véritable, que lui. Nous regrettons vivement que des circonstances impérieuses nous aient momentanément empêché de continuer le travail que nous avons commencé près de lui, avec son précieux concours et éclairé de ses conceptions si personnelles. Nous espérons le mener cependant à terme et pouvoir montrer bientôt à notre maitre quels fruits nous avons retirés de la consultation de nourrissons qu'il fait avec une si rare maîtrise au dispensaire de Belleville.

Nous sommes loin d'oublier les maîtres qui ont guidé nos premiers pas ; nous ayant formé, ils ont droit à un hommage au moins égal de reconnaissance.

Tout au début de nos études médicales nous avons été l'élève de M. le docteur Schwartz, professeur agrégé, chirurgien de l'hôpital Cochin ; nous avons appris de lui les règles de l'asepsie chirurgicale, en même temps que nous admirions l'habileté opératoire de ce maître.

L'année suivante nous avions le bonheur de goûter l'enseignement si magistral de M. le docteur Merklen, médecin de l'hôpital Saint-Antoine. Nous avons pu apprécier l'esprit clinique si positif de ce maître, et nous initier près de lui à l'étude si délicate des maladies du cœur.

Nous prions M. le professeur agrégé Monod, chirurgien de l'hôpital Saint-Antoine, de croire à toute notre sincère gratitude pour l'intérêt bienveillant qu'il nous a toujours témoigné, et pour l'enseignement chirurgical que nous avons reçu de lui.

Externe chez le docteur Danlos, médecin de l'hôpital Saint-Louis, nous avons pu étudier avec fruit près de ce maître, les maladies de la peau.

Sa science clinique exempte de toute idée préconçue, de tout préjugé, l'universalité de ses connaissances, nous font garder le meilleur souvenir de l'année passée près de lui. Qu'il reçoive ici l'expression de notre reconnaissance pour le bon accueil qu'il nous a fait dans son service, et pour l'intérêt qu'il nous a toujours témoigné.

Nous avons passé notre dernière année d'externat, à la Maternité de l'hôpital Tenon. Grâce à la bienveillance, et aux excellents enseignements de notre distingué maître le docteur Boissard, nous avons pu nous instruire dans l'art des accouchements. Nous le remercions très vivement de l'intérêt qu'il nous a toujours témoigné, de la solide instruction que nous en avons reçue, et de l'initiative qu'il s'est efforcé de nous permettre dans son service.

Nous avons eu le bonheur d'être quelque temps, moments trop courts, l'élève de M. le docteur Desmoulin, chirurgien des hôpitaux ; nous avons pu cependant apprécier la science clinique, et l'érudition profonde de ce maître. Sa grande bienveillance, l'affectueux intérêt qu'il nous a toujours montré, sa franchise, autant que la largesse avec laquelle il nous a toujours dispensé ses enseignements, sont autant de titres à notre gratitude. Nous le remercions très vivement de tout ce qu'il a fait pour nous, et nous le prions de croire en même temps qu'à notre reconnaissance, à notre très réelle affection.

Nous adressons l'expression de notre gratitude à M. le docteur Ombrédanne, prosecteur à la Faculté de Médecine, pour l'excellent enseignement qu'il nous a donné de la pratique des opérations d'urgence, et à MM. les docteurs Bezançon et Griffon pour les connais-

-sances de bactériologie clinique que nous avons reçues d'eux.

Que M. le professeur Brissaud qui nous a fait l'honneur d'accepter la présidence de notre thèse veuille bien accepter avec l'expression de notre reconnaissance, l'hommage de notre profond respect.

INTRODUCTION

C'est au cours d'une visite à Bicêtre, dans le service du docteur Bourneville que nous avons eu l'idée de puiser au milieu des éléments si riches et si divers de ce service unique les éléments de notre thèse inaugurale.

Frappé de la fréquence et de la diversité des lésions dentaires en général chez les idiots et les épileptiques, nous avons entrepris de rechercher dans quelles proportions on retrouvait, chez ces malades, les malformations que, depuis les magistrales leçons de Fournier, on réunit sous le nom de « dystrophies dentaires d'origine syphilitique ».

Nous avons donc passé en revue tous les enfants du service du docteur Bourneville, en commençant, naturellement, par ceux chez lesquels les antécédents syphilitiques étaient nettement avérés. Cette tâche ingrate et souvent rebutante nous a d'ailleurs été facilitée par l'obligeance avec laquelle M. le docteur Bourneville a mis à notre disposition toutes les ressources de son service si parfaitement organisé, où les observations si complètes et si soigneusement prises nous ont permis de résumer l'histoire des malades et de leurs antécédents. Nous devons ajouter qu'en outre des renseignements concernant la dentition fournis par les parents et consignés dans toutes les observations du service, le titulaire du service dentaire note maintenant les particularités que présente la bouche des malades à leur arrivée, puis à des périodes plus ou moins éloignées.

Ces notes nous ont permis de comparer l'état actuel de la dentition de nos enfants avec ce qu'elle était à leur entrée dans le service et de nous rendre compte ainsi, des altérations nombreuses et rapides qui surviennent dans l'appareil dentaire de ces dégénérés.

Que M. Bourneville veuille bien accepter ici l'hommage de notre profonde reconnaissance.

CHAPITRE I

Historique.

Au point de vue de l'historique de la question qui
nous occupe, nous n'aurons que peu de choses à signaler. C'est en vain que nous avons cherché dans les
auteurs classiques, qui se sont occupés des anomalies
dentaires, ainsi que dans les thèses et mémoires anté-
rieurs au remarquable travail de Mme Sollier (De l'état
de la dentition chez les enfants idiots et arriérés. *Th.*,
Paris, 1887) publiée sous l'inspiration du docteur Bourneville, le moindre fait relatif aux lésions ou anomalies
de la bouche et des dents chez les idiots. Seul Magitot
fait allusion au sujet qui nous occupe quand il dit : « Nous
sommes arrivés à cette conclusion que les perturbations
du système dentaire appartiennent à des individus en
puissance tératologique complexe et présentant un
degré plus ou moins avancé de dégradation de race. »
Et plus loin : « Les influences qui apportent chez l'enfant des troubles généraux de la nutrition peuvent avoir
pour conséquence d'entraîner une réduction de volume
des dents : Bourneville a signalé le même fait chez les

idiots. » (Magitot, *Traité des anomalies du système dentaire chez l'homme et les mammifères*).

Pas plus chez les syphiligraphes que chez les auteurs spéciaux, nous ne trouvons mention des altérations spécifiques des dents chez les idiots. Fournier, Mauriac sont muets sous ce rapport ; quant à Parrot, ces altérations sont, pour lui, nettement et uniquement d'origine hérédo-syphilitique ; il ne pouvait donc les rapprocher des autres dystrophies et arrêts de développement qui se voient si fréquemment chez les idiots.

Ce sont donc, jusqu'à présent, exclusivement les aliénistes qui se sont occupés de cette question ; et cependant là encore les documents sont rares. Aucun d'eux, en effet, n'a eu l'attention spécialement attirée sur ce point et c'est d'une manière tout à fait incidente que Esquirol, Ferrus mentionnent l'état de la dentition de leurs malades. Chez Séguin (*Traité de l'éducation des enfants normaux et anormaux*, 1846) qui avait dressé une sorte de questionnaire dans lequel tous les organes et fonctions des malades étaient passés en revue, on trouve mentionné d'une façon plus régulière les particularités de la bouche et des dents.

Après Séguin, il nous faut arriver aux mémoires anglais de Th. Ballard (1860) et de Langson Down (*The Lancet*, janvier 1862). « Ce qui caractérise principalement, à ce sujet, les êtres infortunés qui nous occupent, c'est le retard de la première dentition, l'apparition très reculée de la seconde, la décadence rapide et générale subie par les dents.

« Fréquemment la surface des incisives semble criblée

de trous; mais dans aucun cas, je n'ai rencontré les signes spéciaux que M. Hutchinson a si bien démontré être symptomatiques de syphilis congénitale. Il y a de nombreux exemples d'irrégularités de développement; les dents sont serrées et la canine occupe un plan différent des autres, singularité dépendant de l'évolution imparfaite des maxillaires supérieurs. »

Dans un mémoire plus récent (*The Lancet*, février 1875) Langson Down revenant avec plus de détails sur ses premières recherches, divise l'idiotie en congénitale et acquise.

Dans celle-ci la bouche et les dents ne présentent aucune modification sensible, tandis que dans l'idiotie congénitale, les dents malades tendraient à se rapprocher par leurs lésions de celles décrites par Hutchinson chez les hérédo-syphilitiques.

En 1862 et 1863, Bourneville publia un « Mémoire sur les conditions de la bouche chez les idiots » (*Journal des connaissances médicales*). Dans ce travail l'auteur signale outre les malformations des lèvres, de la voûte palatine et de la langue, le volume des molaires et les petits tubercules qui les sillonnent, l'implantation des canines sur un plan plus avancé que les dents voisines, leur longueur, leur forme pointue. Quant aux incisives inférieures, « elles sont allongées, la plupart du temps déchaussées, ce qui augmente encore leur longueur et rend visible le collet. Leur face antérieure est parcourue par de petites lignes striées longitudinales comme si la dent avait été fendue. Mais un signe plus commun rencontré vingt-cinq fois, c'est la denteture du sommet des incisives et particulièrement des inférieures. Nous n'avons qu'à savoir si ces enfants étaient syphilitiques et par suite constater la véracité de l'assertion d'Hutchinson. Remarquons en passant que le même fait se rencontre chez certains scrofuleux. »

Enfin en 1887 parait la thèse de Mme Sollier (1). L'auteur de ce remarquable travail, qui est ce qui a été écrit de plus complet et de plus précis sur la question, a observé cent enfants idiots ou épileptiques de l'hospice de Bicêtre au point de vue des modifications de développement, anomalies et lésions de l'appareil dentaire. Pas un seul de ces malades n'était issu de parents syphilitiques et cependant on a trouvéplusieurs fois des lésions rappelant la dent d'Hutchinson ou les modifications décrites comme stigmates de syphilis héréditaire

(1) SOLLIER. — *Loc. cit.*

CHAPITRE II

Malformations dentaires syphilitiques.

Hutchinson (1) le premier a appelé l'attention sur trois ordres de signes observés fréquemment dans la syphilis héréditaire. Ce sont :

1° Des inflammations oculaires ;

2° Des troubles de l'ouïe ;

3° Des malformations dentaires.

Nous nous occuperons exclusivement des malformations dentaires qui comptent parmi les signes les plus importants, les plus caractéristiques de « la triade d'Hutchinson ».

Hutchinson a décrit comme spéciale à la syphilis héréditaire une malformation dentaire qui, pour lui, n'atteindrait que les incisives médianes supérieures de la deuxième dentition.

Voici la description que le professeur Fournier (2) fait de la « dent d'Hutchinson ».

(1) *Étude clinique sur certaines maladies de l'œil et de l'oreille consécutives à la syphilis héréditaire.* (Traduction du docteur P. Hermet).

(2) *La syphilis héréditaire tardive.*

BIBLIOTHÈQUE NATIONALE — R.F. — IMPRIMÉS

« La lésion dentaire actuellement désignée sous le nom de « dent d'Hutchinson » est constituée par un caractère majeur auquel s'ajoutent ou non divers attributs secondaires.

Le caractère majeur réside dans une échancrure semi-lunaire occupant le bord libre de la dent.

Cette échancrure est généralement très accentuée, au moins dans la forme typique de la lésion. Elle entame le bord libre de la dent suivant une ligne courbe, régulièrement et presque gracieusement arciforme, dont la convexité regarde le collet de la dent. De sorte que le bord libre figure un croissant et présente une perte de substance proportionnelle à ce que l'on appelle la flèche de l'arc.

Rien que par sa configuration et par son siège, cette échancrure semi-lunaire s'impose au titre d'une lésion spéciale, ayant son individualité propre. Il n'est aucune lésion dentaire qui puisse lui être assimilée.

De même au point de vue clinique, elle a une physionomie propre qui exclut tout risque de confusion. Elle s'atteste au premier coup d'œil, on peut le dire : Impossible de la méconnaître. Impossible de la mettre sérieusement en parallèle avec telle ou telle autre affection du système dentaire. Ce qui, objectivement, s'en rapprocherait le plus, c'est l'usure dentaire qui est déterminée par le tuyau de pipe et qui, elle aussi, affecte une forme semi-lunaire. Mais que de signes différentiels entre ces deux lésions ! A ne parler que du siège, l'attrition dentaire résultant de la pipe ne se produit guère que dans l'interstice de deux dents et non sur une seule dent ;

elle ne s'observe jamais sur les incisives médianes, pour la bonne raison que la pipe se tient latéralement et non de face ; elle n'est jamais aussi régulière que l'échancrure d'Hutchinson, qui a son centre de courbure correspondant d'une façon mathématique à l'arc de la dent.

De même la brisure accidentelle d'une dent ne saurait donner le change pour une lésion d'Hutchinson, car une brisure ne se produit que d'une façon irrégulière et n'affecte jamais la forme parfaite d'une demi-lune. »

L'échancrure en croissant, attribut caractéristique, essentiel de la dent d'Hutchinson n'est pas le seul caractère qu'elle présente. Fournier ajoute les suivants :

1° L'échancrure dentaire est presque toujours taillée en biseau aux dépens de son bord antérieur ;

2° La dent d'Hutchinson est le plus souvent remarquable par ses angles arrondis. En effet alors que normalement les bords latéraux d'une incisive moyenne se raccordent avec son bord inférieur suivant un angle bien net, à sommet aigu très accentué, dans la dent d'Hutchinison, il n'y a pas d'angle, pas de sommet aigu, mais une ligne courbe, arrondie ;

3° La dent d'Hutchinson présente souvent un diamètre vertical notablement réduit ;

4° Parfois, c'est une dent étroite à diamètre transverse amoindri, inférieur à la normale ;

5° Elle peut présenter la disposition en tournevis qui consiste dans les deux particularités suivantes : elle est renflée et large au niveau de son collet, elle est rétrécie au niveau de son bord libre ;

6° Les incisives médianes qui présentent l'encoche d'Hutchinson, sont très souvent déviées comme direction par suite d'une implantation vicieuse.

Ce que nous venons de décrire constitue le type complet de la dent d'Hutchinson, le type observé dans une certaine période de la vie qui est l'adolescence.

Ce type varie suivant les âges, tout comme varient les dents d'un individu normal. Chez ce dernier on sait qu'aussitôt après leur éruption les dents sont encore recouvertes par la cuticule et qu'à ce moment leur couronne est armée de tubercules, de saillies, de sillons, de rugosités plus ou moins marqués. Bientôt la mastication, les frottements pour quelques auteurs, notamment pour Amœdo (1), la continuité du développement normal, pour d'autres, font disparaître plus ou moins les différentes aspérités dentaires. Un peu plus tard de petites surfaces se produisent aux endroits de contact et témoignent d'un commencement d'usure des dents.

D'après Koch (2), telle serait la marche normale de l'usure: « Les trois tubercules que possède le bord tranchant des incisives inférieures, lors de leur éruption, seraient effacés à l'âge de dix ans; le bord tranchant s'userait entre la vingtième et la trentième année et il ressemblerait d'abord à une ligne rugueuse. De la quarantième à la cinquantième année, la surface d'usure descendrait plus loin et commencerait à faire

(1) *Traité d'anatomie de Poirier*, t. IV.
(2) Essai d'odontologie.

voir dans son centre un petit point jaune de dentine, point qui deviendrait de plus en plus apparent à mesure des progrès de l'âge. »

Telles sont les différentes modifications que subissent, au cours des différents âges, les incisives d'un individu normal.

Voyons maintenant ce qui se passe pour la dent d'Hutchinson. La dent d'Hutchinson ne sort pas de la gencive avec l'échancrure évidée que nous avons précédemment décrite. Cette encoche est d'abord occupée par de petites végétations atrophiques du tissu dentaire. Mais ces végétations sous forme de bourgeons accuminés, de pointes s'émoussent, se détruisent complétement, si bien qu'après quelques années, elles laissent à leur place l'échancrure semi lunaire caractéristique de la dent d'Hutchinson.

Au delà de l'adolescence, la dent d'Hutchinson se modifie sous l'influence de l'usure fonctionnelle. Vers l'âge de vingt-deux ans, l'arcade s'est notablement effacée. A vingt-cinq ans, elle est presque plane, rectiligne. Cependant à cette époque, Fournier fait remarquer qu'il existe encore un signe qui la pourrait faire reconnaître : c'est le biseau au bord antérieur de l'échancrure.

Après vingt-cinq ans, le biseau s'efface et il ne subsiste plus rien de la malformation primitive.

Il nous reste maintenant à indiquer le siège de la malformation dentaire qui constitue la dent d'Hutchinson. Le plus souvent, on pourrait presque dire constamment elle siège aux incisives médianes supérieures de la deuxième dentition.

Le plus habituellement elle affecte les deux incisives médianes supérieures de la seconde dentition d'une façon exactement similaire, symétrique.

A ces règles, il y a des exceptions :

C'est ainsi qu'on peut trouver la lésion décrite par Hutchinson sur les incisives médianes supérieures de la première dentition ; c'est ainsi qu'elle peut se rencontrer, dans la seconde dentition, sur les dents autres que les incisives supérieures latérales, les incisives inférieures, même les canines par exception. Enfin Legros Clark (1), Hutchinson (2) lui-même, Moon (3) ont cité des cas dans lesquels la lésion affectait à des degrés inégaux les deux incisives médianes supérieures, des cas dans lesquels la lésion n'affectait qu'une seule incisive.

Telle est la dent d'Hutchinson. Les lésions qui la caractérisent ne sont pas les seules suivant lesquelles l'influence héréditaire de la syphilis se traduit sur le système dentaire.

Suivant Fournier. l'influence héréditaire de la syphilis sur le système dentaire se traduit de deux façons :

1º Par un retard d'évolution ;

2º Par des modifications de structure et des arrêts de développement, origine de malformations consécutives

(1) *The medical times*, t. i, 1859.
(2) *The medical times*, t. i, 1865.
(3) *The Monthly review of dental surgery*, trad. par Progrès dentaire, 1877.

et présentant d'autres caractères que la dent décrite par Hutchinson.

I. Retard d'évolution. — Ce retard dans l'évolution des dents d'un sujet atteint de syphilis héréditaire est bien connu. Les enfants syphilitiques ne percent souvent leurs premières dents qu'à douze, quatorze, quinze mois. Ce retard intéresse le plus souvent tout le système dentaire, parfois un seul groupe de dents. Le plus fréquemment il n'affecte que la première dentition, bien rarement l'éruption des dents permanentes.

Ce retard peut être considérable : citons l'observation de Demarquay (1) dans laquelle un enfant syphilitique n'avait pas une seule dent à l'âge de quatre ans, et ne marchait pas encore ; citons aussi le cas de Lancereau (2), dans lequel un enfant syphilitique avait, à l'âge de douze ans, ses incisives latérales et ses canines à peine sorties de leurs alvéoles.

II. Malformations dentaires. — Fournier les distribue en quatre groupes principaux.

A. Les érosions dentaires.
B. Le microdontisme dentaire.
C. L'amorphisme dentaire.
D. La vulnérabilité du système dentaire.

A. *Erosion dentaire*, — « Sous le nom d'érosion dentaire, on désigne diverses malformations dentaires se

(1) *Bulletin de a Soc. de chirurgie*, 1871.
(2) *Traité de la syphilis.*

produisant au cours de la vie intra-folliculaire de la
dent et se traduisant par une altération particulière de
la couronne qui semble usée, rongée, taraudée, ver-
moulue, sur une certaine étendue de sa surface.

« L'érosion dentaire, en d'autres termes, est une sorte
d'usure apparente de la dent. On dirait à voir une dent
affectée de la sorte qu'elle a été entaillée ou usée méca-
niquement par un outil. Elle rappelle l'aspect du bois
entamé par les vers ou du marbre corrodé par un acide
et c'est précisément cette apparence que consacre le
mot d'érosion. »

Fournier, à qui nous empruntons cette définition,
divise les érosions dentaires en deux groupes :

Le premier groupe comprend les érosions qui affectent le corps même de la dent. Elles présentent plusieurs types qui sont :

L'érosion en cupule.

L'érosion en facettes.

L'érosion en sillon.

L'érosion en nappe.

L'érosion en cupule consiste en de petites excavations
creusées à la surface de la couronne. Elles peuvent être
très petites, punctiformes ou bien plus larges, en forme
de godet. Ces érosions variables en nombre ou bien disséminées sans ordre, ou bien rangées à la file sur une
ligne horizontale sont plus fréquentes sur les incisives,
notamment sur les médianes supérieures. Blanches
chez les sujets tout jeunes, elles deviennent foncées,
d'un gris sale, quelquefois brunâtre au cours de l'existence.

L'érosion en facettes est moins fréquente que la précédente. La dent, qui possède cette lésion, offre sur sa face antérieure une série de petits plateaux qu'on appelle des facettes. Sa facette est irrégulière, comme usée à la lime par endroits.

L'érosion en sillon, la plus commune consiste « en une excavation linéaire creusée dans la couronne de la dent sous forme d'une rayure transversale ». Continu ou interrompu ce sillon se présente sous deux aspects différents: il est tantôt linéaire et superficiel, tantôt il a l'aspect d'une véritable rigole.

Il faut bien savoir que ce sillon est toujours transversal.

Unique le plus souvent, l'érosion en sillon peut être multiple. On donne aux dents qui présentent des sillons multiples, l'appellation de « dents en étages, dents en escalier ».

Ces variétés d'érosions en sillon, quoique pouvant se montrer sur les trois espèces de dents, affectent le plus fréquemment les incisives.

L'érosion en nappe, exceptionnelle, est tout simplement l'exagération des formes que nous avons décrites. La dent qui en est atteinte, offre une large zône inégale et rugueuse, semée de saillies et d'anfractuosités, d'une couleur jaune, sale ou gris noirâtre ; au double point de vue de l'étendue et de l'intensité des lésions, on arrive au type monstrueux d'une dent complètement désorganisée, méconnaissable, ne formant plus qu'un tronçon informe. C'est ce qu'on désigne sous le nom de « dents en gâteau de miel ».

Le deuxième groupe comprend des érosions qui affectent l'extrémité libre de la dent. Ces érosions peuvent affecter sous des aspects différents les molaires, les canines et les incisives.

Erosions des molaires. — Il n'est qu'une seule molaire sur laquelle se traduit l'influence hérédo-syphilitique, c'est la première grosse molaire. La lésion consiste en une atrophie du sommet de la dent. Alors que le corps de la dent, dans les deux tiers de sa hauteur est normalement constitué, son segment supérieur est amoindri, atrophié, comme rongé. De plus, séparé du segment inférieur par une rigole circulaire, il paraît comme enchassé dans celui-ci. Si bien qu'à première vue on dirait une dent plus petite sortant d'une dent plus grande ». Enfin la surface triturante de la dent au lieu d'être unie, lisse, mamelonnée est irrégulière, hérissée d'éminences rugueuses, pointues, coniques ou grenues, creusée d'anfractuosités plus ou moins profondes.

Erosions des canines. — Sur les canines on trouve deux variétés d'érosions, ou bien c'est une simple brèche du sommet, en forme de V, comparable à l'entaillure que font sur un morceau de bois deux coups de canif convergents.

Ou bien une véritable atrophie de l'extrémité libre, qui subit une forte échancrure circulaire et se réduit à un tronçon exigu, conique, ou à un petit chapiteau grenu, lequel semble enchassé dans le corps de la dent et « comme emmanché dans une virole cylindrique, suivant l'expression de Parrot. » Cette seconde variété, nous l'avons rencontrée de façon typique chez le sujet qui fait l'objet de l'observation I de la deuxième série.

Erosions des incisives. — Le professeur Fournier distingue cinq variétés d'érosions du bord libre des incisives.

1° La première est la brèche angulaire, entaille plus ou moins irrégulière, qui entame le bord libre de la dent.

2° La seconde est la dentelure du bord libre qui constitue la « dent en scie ».

3° La troisième est constituée par l'amincissement atrophique du bord libre avec aplatissement antéro-postérieur.

4° La quatrième est caractérisée par une atrophie générale du sommet qui se voit aussi sur les molaires et les canines.

5° La cinquième variété enfin est constituée par la dent d'Hutchinson que, vu son importance au point de vue du diagnostic des malformations dentaires d'origine syphylitique, nous avons décrit au commencement de ce chapitre.

ANATOMIE PATHOLOGIQUE DES ÉROSIONS DENTAIRES

L'étude de la structure intime des érosions dentaires montre bien qu'il s'agit d'un arrêt de développement de l'ivoire et de l'émail. « Dans l'émail, une ou plusieurs rangées de prismes étant frappées d'une sorte d'inaction, laissent à la surface du chapeau de dentine une raie ou un sillon plus ou moins large et entièrement dépourvu de revêtement d'émail.

Dans l'ivoire, à un moment donné, la production d'abord régulière, de couches dentinaires se trouve suspendue non d'une manière complète, car le fonctionnement des cellules de l'ivoire ne saurait être complètement anéanti ; mais les matériaux calcaires, au lieu de se déposer molécule à molécule, se produisent par une série d'intermittences séparées par des temps de repos. »

Le résultat de ce trouble d'évolution est le suivant :

Au niveau de l'érosion, l'émail est détruit totalement ou partiellement ; ses parties constituantes ont perdu leur cohésion. L'ivoire lui-même est altéré, il y a une véritable « érosion de l'ivoire ». (Magitot.) On y trouve une ou plusieurs couches de globules et d'espaces interglobulaires déposés sous forme d'une bande parcourant le reste de la dentition qui est normale.

B. *Microdontisme*. — Le microdontisme consiste dans la petitesse native de la dent qui se présente amoindrie dans tous ses diamètres.

Il n'intéresse que quelques dents et, par ordre de fréquence, les incisives médianes supérieures, les incisives supérieures latérales et les incisives médianes supérieures.

Il peut passer inaperçu ou bien être si développé qu'on peut le qualifier de *nanisme dentaire*.

C. *Amorphisme dentaire*. — Fournier appelle amorphisme dentaire « l'état d'une dent qui s'écarte de sa configuration physiologique pour affecter une autre forme quelconque. »

Il en distingue deux groupes :

Dans un premier groupe figure des conformations vicieuses par simple déviation du type dentaire, la déviation du type dentaire consistant en ce fait qu'une dent perd plus ou moins les caractères de son espèce pour prendre ceux d'une espèce opposée. C'est ainsi qu'on a observé des incisives prenant la forme des canines et vice versa.

Un second groupe comprend des malformations, altérant de façons multiples la configuration de certaines dents et aboutissant à des monstruosités.

Parfois on se trouve en présence de dents *cannelées*, parcourues sur leur couronne par des saillies, des bourrelets transverses ou verticaux.

Parfois on a affaire à la « dent en cheville », rétrécie à sa base, évasée à son sommet, échancrée sur ses bords latéraux au niveau du collet. C'est la dent que Parrot (1) a décrite sous le nom de « dent en hache ».

Enfin dans un dernier type les dents peuvent prendre l'aspect de moignons difformes, de cônes tronqués, « véritables monstruosités morphologiques », suivant l'expression de Magitot.

L'amorphisme dentaire ne frappe pas le système dentaire d'une façon générale ; il n'atteint qu'une ou quelques dents. De plus il coïncide le plus généralement avec des érosions et du microdontisme.

(1) *Progrès médical*, 1881.

D. *Vulnérabilité du système dentaire*. — La dent syphilitique, mal protégée contre les influences extérieures, vicieusement constituée dans l'intimité de sa structure est essentiellement vulnérable.

Tout d'abord elle présente fréquemment les lésions de traumatisme par usure progressive, par brisure, par éclat, par émiettement. C'est le traumatisme qui constitue les types « de la dent courte », de la dent en plateau lisse qui se rencontrent souvent sur les premières grosses molaires et qui sont consécutifs à l'attrition, à la brisure du sommet de la dent.

En second lieu les dents syphilitiques sont souvent affectées par la carie et cela dès le jeune âge.

La conséquence de la vulnérabilité des dents syphilitiques sera leur destruction et leur disparition prématurées.

Dès l'âge de deux ou trois ans, les enfants syphilitiques peuvent avoir leurs incisives supérieures partiellement détruites.

MALFORMATIONS RARES. — A côté des lésions et des malformations que nous venons de décrire et qui sont les plus importantes, il en existe d'autres beaucoup plus rares, quasi exceptionnelles que nous énumérerons rapidement.

C'est d'abord une lésion que M. le professeur Fournier qualifie de « sillon blanc », qui consiste en une tache blanche, laiteuse, parcourant horizontalement la couronne d'une dent sous forme d'une strie linéaire.

Ce sont aussi des irrégularités d'implantation ou de disposition réciproque des diverses dents.

Enfin Parrot (1), Hutchinson (2), ont signalé des lésions des maxillaires sur les enfants nés de parents syphilitiques.

(1) *Progrès médical*, 1881.
(2) *The British médical Journal*, 1879, t. II.

CHAPITRE III

Les recherches que nous avons directement entreprises sur cette question des malformations dentaires sont divisées en deux parties.

D'une part, nous avons parcouru toutes les observations des malades entrés dans le service des enfants idiots et arriérés de l'hospice de Bicêtre depuis son ouverture, c'est-à-dire depuis 1880. Sur ces 2072 observations, nous n'avons pu relever que vingt cas de syphilis héréditaire, ce qui prouve, en passant, que cette hérédité pathologique ne semble pas avoir une grande influence sur le développement de l'idiotie ou de l'épilepsie. Nous avons noté avec soin dans ces observations et sur ceux de ces malades actuellement encore dans le service, l'état de la dentition, nous attachant autant à découvrir les lésions spécifiques de syphilis héréditaire. Or nous n'avons trouvé ces lésions que dans un seul cas.

Dans une autre série de recherches, nous avons examiné la bouche de tous les enfants actuellement dans le service, soit de 412 malades.

Mettant de côté toutes les autres malformations ou

altérations dentaires, et ne nous préoccupant que des lésions dites hérédo-syphilitiques, nous avons rencontré ces lésions dans douze cas.

Un seul de ces malades était un descendant de syphilitique.

Voici, très résumées, les observations de ces deux séries de malades.

OBSERVATION I

Ber... Raymond, 26 ans, entré dans le service le 17 octobre 1892, sorti le 5 mars 1895. *Imbécillité normale. Kleptomanie, bestialité.*

SOMMAIRE. — Père violent, querelleur, alcoolique, grand fumeur, syphilitique, mort des suites d'une fracture du crâne. Grand'mère paternelle, caractère très violent. Oncle paternel, alcoolique.

Mère syphilitique. Grand'mère maternelle morte de chagrin. Pas de consanguinité. Inégalité d'âge de cinq ans.

Deux frères et une sœur morts dans la première enfance.

Probabilité de conception durant l'ivresse. Violences pendant la grossesse. Menaces d'accouchement à huit mois et demi. Accouchement difficile.

Insuffisance de soins en nourrice ; jusqu'à deux ans et demi, tête volumineuse. Rachitisme. Début de la parole à deux ans ; a marché à trois ans et demi ; coqueluche à cinq ans. Otite avec surdité intermittente ; plusieurs blépharo-conjonctivites. Gâtisme jusqu'à dix ans. Kleptomanie. Gourmand. Onanisme depuis l'âge de trois ans ; rapports avec un chien. Rapports sexuels à douze ans. Plusieurs fugues entre douze et treize ans.

Interné à la colonie de Vaucluse, évadé de la colonie. Plusieurs évasions de Bicêtre.

Jamais de convulsions ; menteur, grossier ; impétigo en 1894. Refus fréquents d'obéissance.

Dentition. — Première dent à quatorze mois. Dents assez bonnes ; prémolaires cariées des deux côtés à la mâchoire inférieure. Pas de déformation des incisives.

OBSERVATION II

Bar... Claude, 14 ans, entré dans le service le 5 avril 1892. *Imbécillité.*

SOMMAIRE. — Père : chute à deux ans et demi du sixième au troisième étage. Syphilis à vingt ans, accidents tertiaires vers rente ans. Nombreux excès de boisson suivis d'accès de violence ; cauchemars nocturnes. Grand'père paternel excès de boissons, caractère violent. Grand'mère paternelle, fibrome utérin opéré. Arrière grand'père paternel, excès de boisson. Plusieurs oncles paternels alcooliques. Tante paternelle, caractère sombre.

Mère très nerveuse, alcoolique, morte de mal de Pott. Grand'père maternel alcoolique. Grand'mère maternelle migraineuse, morte probablement d'ataxie locomotrice.

Consanguinité (cousine germaine). Inégalité d'âge de huit ans. Sœur arriérée.

Début de la marche à un an, de la parole à quatorze mois. Fièvre typhoïde avec délire à six ans. Consécutivement, perte momentanée de la mémoire. Pneumonie avec délire à sept ans. Tumeur du larynx opérée à huit ans. Rougeole, coqueluche. Céphalalgie.

Fugues répétées, kleptomanie, docilité de caractère. Changements fréquents d'école ; paresseux, gourmand, colère. Dirychophagie.

Sorti en septembre 1892, réintégré en février 1893 ; essais d'apprentissage sans résultats. Tentative d'évasion. Onanisme.

Dentition. -- Première dent à dix mois: dentition complète à dix-huit mois. Actuellement dents ne présentant aucun caractère particulier.

OBSERVATION III

Poi... Henri, 17 ans. Entré dans le service le 30 mars 1899. *Epilepsie.*

SOMMAIRE : Père enfant naturel, syphilitique, excès vénériens. Caractère emporté ; abandon de sa femme. Grand'père paternel inconnu. Grand'mère paternelle, femme galante.

Mère rhumatisante, choréique. Syphilis conjugale, fausses couches successives, caractère très violent. Grand'père maternel mort de rupture d'un anévrysme. Grand'mère maternelle morte d'une attaque de paralysie. Grand'tante maternelle plus que centenaire.

Pas de consanguinité. Inégalité d'âge de 4 ans.

Sept frères et sœurs ; cinq nés avant la syphilis, bien portants, intelligents, sans convulsions. Trois fausses couches. Deux nés après la syphilis ; le malade, un garçon arriéré.

Grossesse, syncopes fréquentes, albuminurie.

Début de la parole à cinq ans, de la marche entre trois et quatre ans. Gâtisme intermittent, premières convulsions à douze ans.

Dentition. — Première dent à deux ans. Actuellement, pas de déformation des dents qui sont régulièrement implantées et assez bonnes.

OBSERVATION IV

Dam... Georges, 16 ans. Entré dans le service le 7 janvier 1891. *Imbécillité. Arrêt de développement.*

SOMMAIRE : Père, convulsions de l'enfance, excès de tabac, céphalalgies, intelligence faible. Grand-père paternel mort à soixante-deux ans, de congestion cérébrale. Grand'mère paternelle un peu bizarre. Deux oncles paternels tuberculeux, convulsions de l'enfance. Tante paternelle morte tuberculeuse.

Mère, syphilis maritale probable. Grand'père maternel alcoolique. Arrière grand'mère maternelle, crises nerveuses de nature hystérique. Arrière grand-père maternel probablement phtisique. Trois cousins germains, méningite sans convulsions.

Pas de consanguinité. — Inégalité d'âge de neuf ans.

Frère d'une intelligence médiocre, hypospadias.

Début de la marche à neuf mois, de la parole après deux ans, de la propreté à trois ans. Fièvre typhoïde à six ans, avec troubles cérébraux prolongés, suivis d'un arrêt d'intelligence.

Dentition. — Dents bien rangées et sans déformations caractéristiques. Toutes les grosses molaires des deux côtés de la mâchoire inférieure sont cassées et il n'en subsiste que les racines. Canine supérieure droite brisée. Carie de la première grosse molaire droite.

OBSERVATION V

Dam... Louis, 7 ans. Entré dans le service le 25 septembre 1883. *Imbécillité.*

Sommaire. — Père syphilitique. Tante paternelle imbécile.

Mère très nerveuse. Grand-père maternel alcoolique. Grand-oncle paternel suicidé.

Asphyxie à la naissance. Pas de convulsions. Rachitisme à quatre ans.

Dentition. — Pas de renseignements.

OBSERVATION VI

Dam... Constant, 14 ans. Entré le 13 juillet 1886. *Idiotie.*

Sommaire : Père, syphilis à trente ans, variole à quarante-deux ans ; bronchite chronique.. Grand-père paternel mort à soixante-deux ans, cultivateur, sobre. Grand'mère paternelle, pas de crises nerveuses, mais passion du sommeil ; a eu douze enfants : neuf sont morts. Arrière grand-père paternel, rhumatisant. Oncle paternel, un enfant bossu mais intelligent.

Mère morte paralysée : en démence épileptique jusqu'à l'âge de dix ans ; rhumatisante. Grand-père maternel mort à Bicêtre, gâteux et dément. Grand'mère maternelle morte hémiplégique. Oncle maternel paralytique à Bicêtre.

Six enfants dont deux morts de convulsions à huit mois pendant la nuit.

Méchanceté, masturbation depuis l'âge de dix ans. Fuite quelques jours avant son entrée à Bicêtre.

Dentition. — Mâchoire inférieure, treize dents : canine droite non sortie, canine gauche en surdent.

Mâchoire inférieure, quatorze dents.

Premières molaires profondément cariées.

Articulation normale, profonde.

Gencives ramollies et fongueuses, légèrement ulcérées sur les bords. Tartre et mucus sur les dents.

Observation VII

Ja... François, 12 ans, entré dans le service le 16 décembre 1884. *Imbécillité, épilepsie.*

Sommaire : Père très sobre, syphilitique, mort paralysé avec aphasie à 52 ans. Tante paternelle morte d'une maladie de cœur. Oncle paternel asthmatique.

Mère très nerveuse. Grand-père maternel débauché. Grand'mère maternelle morte en enfance. Oncle maternel mort tuberculeux.

Pas de consanguinité.

Cinq frères et sœurs, quatre fausses couches.

A la conception, céphalalgie avec étourdissements fréquents du père.

Pendant la grossesse, goûts bizarres de la mère. Asphyxie à la naissance.

Début de la marche à deux ans, de la parole à trois : propre vers trois ans.

Rougeole à quatre ans, ophtalmie grave à huit ans. Convulsions.

Caractère très violent. Vagabondage.

Dentition. — Première dent à huit mois ; dents assez bien rangées ; canine supérieure droite en surdent.

Pas de déformations caractéristiques.

Observation VIII

Br... André, 8 ans, entré le 29 octobre 1896. *Idiotie.*

Sommaire : Père alcoolique, emporté, divorcé pour cause de syphilis. Grand'mère paternelle migraineuse.

Mère nerveuse, syphilis maritale. Arrière grand'mère morte paralysée. Tante maternelle sourde-muette. Oncle maternel, convulsions et paralysie infantile.

Pas de consanguinité ; différence d'âge de quatre ans.

Un frère mort à cinq mois ; une fausse couche.

Début de la marche à trois ans, de la parole à quatre ans, mais le malade n'a jamais pu parler d'une manière suivie. N'a jamais été propre.

Jamais de convulsions ; bronchite et rougeole.

Dentition (novembre 1896). — Maxillaires normaux. Dentition normale et régulière.

OBSERVATION IX

Fils... Henri, entré le 12 mars 1897. *Epilepsie.*

SOMMAIRE. — Père, convulsions de l'enfance, alcoolique, crises épileptiques, caractère emporté ; syphilis au moment de son mariage.

Grand-père paternel alcoolique. Grand'mère paternelle de mœurs légères. Arrière grand-père paternel alcoolique. Arrière grand'mère paternelle, paralysie.

Mère, convulsions, syphilis maritale, grand'mère maternelle rhumatisante.

Pas de consanguinité : différence d'âge de sept ans.

Un frère présentant des accidents d'hérédo-syphilis ; mort brusquement.

Ivresse probable au moment de la conception. Emotions et accidents divers au cours de la grossesse. Asphyxie à la naissance.

Début de la parole à un an, de la marche à treize mois, de la propreté à deux ans.

Kronomanie, somnambulisme, fugues, vol, tentatives d'incendie.

Dentition. — Première dent à huit ou neuf mois. Maxillaires normaux. Dentition normale, régulière ; production de tartre étendu à presque toutes les dents.

OBSERVATION X

Dutr... 24 ans, entré le 12 janvier 1892 dans le service, sorti le 7 octobre 1894.

Imbécillité congénitale. Kleptomanie.

SOMMAIRE. — Père : caractère emporté, excès de boisson.
Grand-père paternel : caractère emporté, brutal.
Cousin paternel, mort aliéné.
Mère migraineuse.
Cousin maternel, bègue.
Pas de consanguinité. Inégalité d'âge de cinq ans entre le père et la mère.
Grossesse accidentée par des coups et des menaces d'homicide.
Accès de cris jusqu'à neuf mois. Début de la marche et de la parole vers trois ans. Propre à trois ans.
Coqueluche à deux ans. Otorrhée.
Troubles de la parole.
Kleptomanie. Habitudes de mensonge.
Menaces envers les infirmiers. Jamais de convulsions.

État de la dentition. — Première dent à huit mois. Dents assez bonnes, mal implantées.

OBSERVATION XI

Gn..., âgé de 25 ans, entré dans le service le 5 février sorti le 20 octobre 1892.

Imbécillité congénitale. Microcéphalie.

SOMMAIRE : Père, syphilitique, violent.
Rien du côté maternel sauf excès de boisson du grand-père.
Frères et sœurs morts de convulsions.
Pas de consanguinité. Inégalité d'âge de cinq ans entre le père et la mère.
Marche à deux ans. Parole à sept ans.
Enfant chétif. Jamais de convulsions.

État de la dentition. — Première dent à trois mois. Prognathisme des deux maxillaires. Dents bonnes.

OBSERVATION XII

Mont..., âgé de 5 ans, est entré dans le service le 24 octobre 1887, en est sorti le 17 août 1895.

Imbécillité symptomatique probablement de sclérose. Perversion des instincts. Idées de suicide.

SOMMAIRE : Père, convulsions fréquentes de l'enfance. Arriération intellectuelle pendant trois ans. Excès de boisson à trente ans. Diminution des excès de boisson et des excès vénériens à partir de trente-deux ans.
Syphilitique, rhumatisant. Très porté aux rapports sexuels. Paralysie du côté droit avec cécité du même côté survenues après une fièvre typhoïde. Parfois évacuations involontaires.
Mère, faible d'intelligence, sensibilité exagérée, migraineuse.
Grand-père maternel s'enivre fréquemment.
Grand'mère maternelle, morte en prison, condamnée pour avortement.
Arrière grand-mère maternelle s'est suicidée. Deux oncles maternels morts de la poitrine, après de fréquents excès de boisson.

Pas de consanguinité. Inégalité d'âge de sept mois entre le père et la mère.

Deux sœurs atteintes dans leur enfance de convulsions.

Asphyxie à la naissance. Convulsions. Propre vers deux ans. Marche à trois ans. Accès de colère fréquents. Idées obscènes à cinq ans. Menaces de suicide. Convulsions des yeux.

Coqueluche à son entrée dans le service. Conjonctivite double à six ans. Bronchite et rougeole à sept ans. Rubéole à neuf ans.

État de la dentition. — Première dent à dix-huit mois et sa venue accompagnée de convulsions. Dentition de lait complète et bonne : dents saines, de bonne qualité, mais trop serrées pour que les dents permanentes puissent trouver une place suffisante. Arcades dentaires de développement insuffisant. Articulations bonnes. Gencives en bon état.

OBSERVATION XIII

Mar..., âgé de 11 ans 1/2, entré dans le service le 16 mars 1900. *Épilepsie.*

SOMMAIRE. — Père très alcoolique. Caractère vif. Syphillitique. Grand père paternel mort du choléra à l'âge de 68 ans. Grand'mère paternelle bien portante, morte à 75 ans. Deux sœurs paternelles, dont une très nerveuse a eu de fréquentes attaques.

Mère âgée de 39 ans. Migraines fréquentes. Syphilis probablement communiquée par le mari. Caractère doux. Père et mère maternels bien portants. Pas de consanguinité. Inégalité d'âge de six mois entre le père et la mère.

Grossesse normale ainsi que l'accouchement.

Pas d'asphyxie à la naissance. Sevré à quatorze mois. Parle
à 15 mois. Marche à dix-huit mois.

Convulsions à l'âge de deux ans non suivies de paralysies.

Caractère gai. Pas de mauvais instincts. Un peu gourmand.
Pas d'onanisme.

Rougeole à deux ans suivie d'une scarlatine. Variole à trois
ans. Traumatisme céphalique à l'âge de deux ans et demi.

État de la dentition: Première dent à neuf mois.
Dentition complète très tardive. Dents bonnes, irrégulièrement implantées.

OBSERVATION XIV

Roq..., trois ans, entré dans le service le 12 février
1900.

Épilepsie.

Père, d'un caractère doux, pas alcoolique, syphilitique. Grand-
père paternel méchant. Grand mère maternelle aveugle. Oncles
et tantes bien portants.

Mère syphilitique. Grand-père et grand'mère maternels bien
portants. Oncles et tantes maternels morts jeunes. Un oncle
serait mort poitrinaire. Une cousine maternelle morte de convulsions.

Pas de consanguinité. Inégalité d'âge de deux ans entre le
mari et la femme.

Grossesse normale. Accouchement normal et à terme.

Début de la marche à deux ans et demi. N'a jamais parlé.

Convulsions fréquentes sans prodromes, avec perte de connaissance.

Vers l'âge de huit mois, aurait eu les deux bras paralysés.

Caractère triste. Pas de préhension. Conjonctivite à la naissance. Écoulements d'oreilles fréquents. Pas de fièvres éruptives. Accidents syphilitiques sur la muqueuse buccale.

État de la dentition. — Première dent à seize mois. Dents bien rangées, de bonne qualité.

OBSERVATION XV

Iord..., 16 ans, entré dans le service le 10 novembre 1890, sorti le 10 mai 1891.

Dégénérescence mentale. Hystéro-épilepsie.

SOMMAIRE : Père, probablement syphilitique, débauché. Mère nerveuse, jalouse, tentatives de suicide. Grand-père maternel mort d'un transport au cerveau. Cousine épileptique.

Pas de consanguinité.

Un frère du malade aurait eu à vingt mois des marques de syphilis héréditaire, il portait au front une croûte de la largeur d'une pièce de cinq francs et qui a disparu grâce à la poudre de calomel. Les renseignements font défaut sur les autres manifestations syphilitiques qu'il aurait pu avoir.

Le malade n'est pas méchant, très joueur, urine constamment au lit. Ses attaques d'épilepsie sont fréquentes. Un peu avant son entrée dans le service, l'intelligence avait complètement sombré. Il ne faisait plus attention à rien, ou faisait tout le contraire de ce qu'on lui disait.

État de la dentition. — Mâchoire supérieure : douze dents, peu volumineuses, contiguës, d'une bonne qualité. Arcades alvéolaires peu développées et voûte palatine petite.

Mâchoire inférieure : douze dents saines, contiguës, serrées, assez régulièrement rangées sur l'arcade dentaire, dents antérieures toutes un peu obliques en arrière, canine gauche renversée vers la ligne médiane. L'arcade alvéolaire est normalement développée.

Articulation mal fixée et peu régulière, les dents ne se rencontrant que par le sommet. La mâchoire inférieure a tendance à s'échapper de la mâchoire supérieure en se portant à droite.

En résumé dents assez bonnes, mais articulation mal disposée pour une bonne mastication.

OBSERVATION XVI

Visc...., 6 ans, entré dans le service le 3 janvier 1888, sorti le 19 juin 1889. *Imbécillité. Idées mélancoliques.*

SOMMAIRE : Père, excès de boisson fréquents. Excès vénériens, satyriasis. Accès de violence et de jalousie. Syphilitique. Grand-père paternel : Excès vénériens. Pédérastie féminine. Grand'mère maternelle : Excès de boissons. Excès vénériens. Migraineuse. Tante aliénée, ivrogne. Oncle paternel, excès vénériens, excès de boisson. Cousins et cousines morts de méningite et de convulsions. Cousin issu de germain, épileptique. Mère migraineuse, suffocations stomacales.

Conception durant l'ivresse. Emotions vives pendant la grossesse.

Marche à un an. Propre à deux ans. Premières convulsions à cinq mois. Secondes convulsions à dix mois, se continuent fréquemment jusqu'à trois ans. Rémissions dans les convulsions de trois à cinq ans, âge auquel elles reprennent ; à six ans, cauchemars. Accidents nerveux multiples : fugue, idées d'homicide, de suicide, d'empoisonnement, refus de manger, etc., etc.

État de la dentition. — Première dent à cinq mois. Dentition complète à quatorze mois. Dents bonnes, assez bien rangées.

OBSERVATION XVII

Coq..., 16 ans, entré dans le service le 24 mars 1900, sorti le 11 juillet 1900. *Imbécillité. Perversion des instincts.*

SOMMAIRE. — Père : caractère un peu violent. Pas alcoolique, syphilitique. Pas d'idiots ni d'aliénés dans la famille du père.

Mère : Syphilis communiquée par son mari. Pas éthylique ni migraineuse. Grand-père maternel mort à 34 ans d'une affection pulmonaire. Grand'mère maternelle bien portante. Aucune maladie nerveuse avouée dans la famille de la mère. Pas de difformités ni de tares sociales.

Pas de consanguinité.

À la conception, la mère était en période d'activité de la syphilis.

Grossesse normale. Accouchement à terme. Asphyxie bleue à la naissance. Caractère violent. Sentiments affectifs peu développés. Mémoire et raisonnement à peu près normaux, mais instincts mauvais. Placé à Vaucluse parce qu'il était mauvais sujet et ne voulait pas travailler.

État de la dentition. — On ne sait pas l'âge auquel est venue la première dent. Maxillaires normaux. Dentition normalement développée. Dents fortes, saines sauf la deuxième molaire supérieure gauche.

Les quatre premières molaires manquent.

OBSERVATION XVIII

Gér..., 6 ans, entré dans le service le 23 août 1897. *Idiotie.*

SOMMAIRE : Père rhumatisant. Abus de tabac dans sa jeunesse. Pas buveur ni coléreux. Syphilitique. Les renseignements manquent sur les grands parents paternels. Deux tantes en bonne santé.

Mère asthmatique, pleure facilement. Pas de crises de nerfs. Paraît intelligente. Grand-père maternel mort à 46 ans, grand tousseur. Grand'mère maternelle migraineuse, âgée actuellement de 66 ans. Oncles et tantes maternels morts poitrinaires entre vingt et quarante ans. Cousins morts poitrinaires.

Pas de consanguinité. Inégalité d'âge de sept ans entre le père et la mère.

Bonne entente à la conception. Grossesse troublée par des peurs, des syncopes.

Accouchement à terme.

L'enfant n'a jamais parlé, jamais marché, n'a jamais été propre.

A trois mois, premières convulsions qui reviennent pendant deux mois et demi quotidiennement.

Caractère tranquille, pas méchant.

Aucune maladie infectieuse jusqu'à son entrée dans le service. En avril 1899, rougeole.

État de la dentition. — Rien d'anormal. Au collet de chaque dent, on note un léger liséré brunâtre.

OBSERVATION XIX

Hor... Maurice, 15 ans ; entré le 8 avril 1897. *Épilepsie.*

Sommaire : Père syphilitique, céphalées matinales ; pas d'alcoolisme, dyspepsie. Grand-père paternel alcoolique. Un oncle alcoolique ; pas de renseignements sur le reste de la famille.

Mère très nerveuse, a eu des convulsions dans son enfance ; très nerveuse, migraines. Un oncle maternel atteint de coxalgie, un autre a eu des convulsions. Rien de particulier dans le reste de la famille.

Pas de consanguinité. Différence d'âge de huit ans.

Quatre frères et sœurs, dont trois ont eu des convulsions.

Conception, rien à signaler. Grossesse, deux crises d'éclampsie.

Convulsions à neuf mois, début de la marche à onze mois, de la parole à quinze mois, de la propreté à un an. Rougeole à quatre ans.

Dentition. — Premières dents à sept mois. Rétrécissement léger du maxillaire supérieur, avec le bord alvéolaire déjeté un peu en dehors. Maxillaire inférieur normal.

Dents de forme et de volume normaux. Presque toutes les molaires ont leur couronne ravagée et détruite par la carie.

OBSERVATION XX

Sch… Paul, 7 ans, entré le 5 juillet 1895. *Idiotie.*

Sommaire : Père mort de tuberculose pulmonaire, syphilitique avant son mariage ; absinthique, caractère emporté. Grand-père paternel, ancien gendarme, sobre. avait la manie des chiffres. Grand-oncle paternel alcoolique.

Mère, rien de particulier, pas plus que dans sa famille.

Pas de consanguinité ; différence d'âge de quatre ans.

Trois frères et sœurs dont une morte de convulsions, a présenté des accidents syphilitiques.

Pendant la grossesse, chute des cheveux et gingivite mercurielle.

Convulsions. Début de la marche à six ans. Le malade ne parle pas, est gâteux. Pyromanie, clactomanie.

Etat de la dentition. — Dents très irrégulièrement implantées. Les deux canines inférieures ont leur extrémité libre terminée en une pointe acérée. Les deux canines supérieures présentent une érosion en sillon très nette. Les deux incisives médianes supérieures ont leur couronne semée d'érosions en cupule. De plus l'incisive médiane inférieure droite présente très nettement la déformation en « tourne-vis ».

Les prémolaires et les molaires sont normales.

Malades présentant des malformations dentaires soi-disant spécifiques.

OBSERVATION I

Her..., âgé de 15 ans, entré dans le service le 6 octobre 1898.

Epilepsie.

SOMMAIRE : Père, alcoolique. Aurait été atteint d'une paralysie des trois premiers doigts de la main gauche. Cette paralysie aurait été accompagnée de fourmillements. Grand-père paternel alcoolique. Grand'mère paternelle, morte tuberculeuse,

à quarante et un ans. Un oncle paternel atteint de paralysie
infantile du côté gauche. Une sœur morte tuberculeuse.

Mère, tempérament nerveux. Pas de convulsions ni de pertes
de connaissance. Alcoolique. Morte d'albuminurie, suite de
couches.

Grand père et grand'mère maternels, bien portants.

Le père et la mère de l'enfant sont cousins germains. Inégalité d'âge : douze ans.

Grossesse normale. Accouchement à terme.

Début de la marche tardif. Propre d'assez bonne heure.

A la suite d'une chute dans les escaliers, il a eu deux crises
d'épilepsie survenant à deux heures d'intervalle et dont la durée
a été de cinq minutes.

Depuis lors, envoyé à l'école n'a jamais pu rien apprendre.
Mémoire nulle. Caractère excitable facilement.

État de la dentition. — Première dent à sept mois.
Dents régulièrement implantées. La canine supérieure
gauche présente une lésion typique que M. le professeur Fournier a tout particulièrement étudiée : c'est la
lésion dans laquelle l'extrémité libre de la dent réduite
à un tronçon conique semble comme enchâssée dans le
corps même de la dent.

Les quatre incisives inférieures présentent des érosions en cupule sur leur couronne. Les deux incisives
médianes supérieures présentent nettement sur leur
bord libre l'échancrure semi-lunaire. En outre leur
collet est un peu hypertrophié. Les molaires n'offrent
rien de particulier.

OBSERVATION II

Sch... Léon, 8 ans, entré le 18 décembre 1891. *Epilepsie.*

SOMMAIRE : Père, pas alcoolique, mort tuberculeux. Pas de
renseignements sur le reste de la famille.

Mère bien portante. Un cousin idiot.

Pas de con - nguinité, différence d'âge de trois ans.

Trois frères et sœurs dont un a eu des convulsions et est
resté gâteux jusqu'à un âge assez avancé.

Conception, grossesse et accouchement normaux.

Convulsions à dix-huit mois. Début de la marche à vingt-
cinq mois, de la parole à deux ans. Il n'a été propre qu'à partir
de cinq ans. Rougeole.

Etat de la dentition. — Première dent à huit mois.
Les dents ont une implantation assez régulière. Les canines inférieures et supérieures droites ont leur collet
très hypertrophié. Les deux incisives médianes supérieures, au collet hypertrophié, ont leur bord libre ir-
régulier et parcouru dans son entier par une sorte de
rigole. Les molaires n'ont rien de particulier.

OBSERVATION III

Hum..., âgé de 14 ans, entré dans le service le 24 septembre 1898. *Epileptique.*

SOMMAIRE : Père : mort tuberculeux à vingt-trois ans. Pas
alcoolique. Grand-père paternel : mort tuberculeux. Grand'mère

paternelle : morte très jeune. Mère, bien portante. Grand-père maternel, mort à 65 ans. Grand'mère maternelle, vivante, bien portante, un peu rhumatisante. Arrière grand'mère maternelle morte de paralysie à un âge avancé.

Pas de consanguinité. Egalité d'âge entre le père et la mère.

A la conception, le père était déjà très atteint par la tuberculose.

Grossesse troublée par les inquiétudes que ressentait la mère de l'état de son mari.

Accouchement long. Présentation du sommet.

Début de la marche à quatorze mois. Début de la parole à un an. Propre de bonne heure.

Convulsions dans les quatre premiers jours qui ont suivi la naissance.

A trois ans et demi, convulsions qui ont duré toute une après-midi avec une certaine intensité. A partir de ce moment jusqu'à sept ans, crise de convulsions mensuelle.

A sept ans apparaissent les grandes crises épileptiques qui se produisent tous les quinze jours.

Caractère doux.

Pas de perversion des instincts sexuels.

Etat de la dentition. — Première dent à quinze mois. Le maxillaire inférieur présente un rétrécissement marqué. Les dents sont très irrégulièrement implantées. La canine supérieure droite est implantée beaucoup plus haut que les autres dents. Les deux canines supérieures larges au collet sont terminées en une pointe très acérée dont les bords sont irréguliers. Les deux incisives médianes supérieures larges au collet présentent sur leur couronne une érosion en sillon très marquée. De plus leurs bords latéraux se rencontrent avec leurs bords libres suivant une courbe très arrondie.

Les deux premières molaires inférieures sont cariées

OBSERVATION IV

Delo..., 14 ans, entré dans le service le 17 mai 1900. *Débilité mentale. Épilepsie.*

SOMMAIRE : Père, goutteux. Pas alcoolique. Migraineux. Caractère vif. Grand-père paternel. légèrement asthmatique. Grand'mère paternelle, morte en 1885 à l'âge de 79 ans. Oncles et tantes paternels morts à un âge avancé, sans tares physiques ou intellectuelles.

Mère. Morte à quarante-trois ans, après avoir fait deux attaques de paralysie. Grand-père maternel, bien portant. Grand'mère maternelle, morte paralysée à 66 ans.

Un cousin maternel est mort fou à Sainte-Anne en 1887.

Pas de consanguinité. Inégalité d'âge de cinq ans entre le père et la mère.

Mauvaise entente entre le père et la mère au moment de la conception.

Grossesse normale. Accouchement à terme, naturel.

Début de la parole à dix-huit mois. Début de la marche à dix-huit mois.

Caractère violent, ni voleur, ni gourmand, mais se livrait à l'onanisme. Turbulent avec des penchants à boire. Méchant.

A douze ans, c'est-à-dire deux ans avant son entrée à l'hôpital, commence à avoir des attaques d'épilepsie. Il tombait en moyenne une fois par semaine.

État de la dentition. — Dents régulièrement implantees. Les canines ont leur extrémité libre très irrégulière, comme dentelée. Les deux incisives médianes supérieures présentent une hypertrophie notable du collet et une érosion en sillon très nette et très profonde. Les quatre incisives inférieures ont aussi leurs collets hypertrophiés et des érosions en sillon prononcées. Les prémolaires sont normales. La première molaire supérieure gauche est cariée.

OBSERVATION V

Mart..., âgé de 13 ans, entré dans le service le 8 février 1895. *Epilepsie.*

SOMMAIRE. — Père, bien portant. Grand-père mort à soixante-six ans d'accident. Grand'mère paternelle, nerveuse, morte à soixante-dix-neuf ans de hernie étranglée. Un oncle paternel, mort à 30 ans poitrinaire. Il était alcoolique.

Mère : morte à 51 ans d'une affection pulmonaire. Dans la famille maternelle, il n'y a rien à relever d'intéressant. Pas de consanguinité. Inégalité d'âge de dix ans entre le père et la mère. Grossesse normale. Présentation par le sommet.

Début de la parole à deux ans, de la marche vers quinze mois. Propre de bonne heure. Premières convulsions à cinq mois qui reviennent tous les cinq jours et durent pendant deux ans. A dix ans reprise des convulsions à la suite d'une peur, les convulsions persistent jusqu'à son entrée dans le service. Développement intellectuel très imparfait. Caractère tuburlent, très violent.

Etat de la dentition. — Première dent à cinq mois. Maxillaires normaux. Les dents sont assez régulièrement implantées.

Les quatre canines sont terminées par des aspérités pointues. La couronne des deux incisives médianes supérieures est semée d'érosions en cupule irrégulièrement disséminées. Le bord libre des deux incisives mé-

dianes supérieures présente une échancrure semi-lunaire.
Ces deux échancrures sont nettement asymétriques.

Les molaires ont la forme dite « gâteau de miel ».

Les premières grosses molaires supérieure et inférieure gauches sont cariées.

OBSERVATION VI

Br... Georges, 11 ans, entré le 7 mai 1896. *Imbécillité.*

SOMMAIRE : Père syphilitique, alcoolique, grand fumeur. Pas de renseignements sur le reste de la famille.

Mère migraineuse. Grand-père maternel, mort paralysé. Arrière grand'père maternel, paralysie, aphasie. Grand'tante maternelle morte paralysée. Une tante et une cousine strabiques. Un oncle maternel bègue.

Pas de consanguinité.

Accouchement à huit mois.

Début de la parole à deux ans, de la marche à trois ans.

Voleur, menteur, incontinence d'urine depuis l'âge de quatre ans. Déformation crânienne.

État de la dentition. — Les dents sont régulièrement implantées. Les deux canines inférieures sont terminées par un plateau. Les deux incisives médianes supérieures hypertrophiées à leur collet offrent sur leur bord libre deux petites échancrures semi-lunaires, absolument symétriques.

Leur bord inférieur se raccorde par une courbe avec leurs bords latéraux. Ces dents présentent absolument le type de la dent d'Hutchinson. Les molaires n'ont rien d'anormal.

Observation VII

Lav... Louis, entré le 30 avril 1898. *Épilepsie*.

Sommaire : Père, rien de particulier, non plus que dans le restant de sa famille.

Mère, rien de particulier.

Pas de consanguinité.

Quatre frères et sœurs.

Convulsions à trois mois.

Dentition. — Première dent à sept mois. Les dents sont implantées irrégulièrement. La canine supérieure gauche manque, les trois autres sont normales.

Les deux incisives médianes supérieures sont hypertrophiées au collet. Leur couronne offre des érosions en cupule disséminées irrégulièrement. Les incisives inférieures présentent une érosion en sillon.

Les molaires sont normales.

Observation VIII

Lem... Georges, 3 ans, entré le 29 avril 1890. *Idiotie*.

Sommaire : Père bien portant, pas d'alcoolisme, a abandonné sa famille depuis deux ans. Pas de renseignements sur la famille du père.

Mère eczémateuse. Grand-père maternel paralysé, pas d'alcoolisme. Grand'mère maternelle, alcoolique, coléreuse, morte de congestion cérébrale. Cousins ont eu des convulsions.

Pas de consanguinité, différence d'âge de douze ans.

Trois frères et sœurs.

Rien à la conception ni à la grossesse.

Convulsions à neuf mois. A marché à deux ans et demi, n'a jamais parlé. Gâteux.

État de la dentition. — Première dent à six mois. Les canines présentent le type que nous avons déjà rencontré dans l'observation I. Elles sont terminées par quatre pointes effilées, enchâssées dans le corps de la dent. Les incisives supérieures sont parcourues par des sillons longitudinaux très accentués. Les prémolaires supérieures et inférieures hypertrophiées au collet sont atrophiées et pointues à leur extrémité libre. Les molaires sont cariées.

OBSERVATION IX

Mos... Léon, 6 ans, entré dans le service le 23 juillet 1892.

SOMMAIRE : Père bien portant, peu alcoolique. Rien à noter dans le restant de la famille du père.

Mère un peu nerveuse. Grand-père maternel mort à Ville-Évrard. Grand-oncle maternel d'intelligence faible. Deux oncles et une tante maternels ont eu des convulsions.

Pas de consanguinité, différence d'âge de sept ans.

Quatre frères et sœurs.

Conception et grossesse, rien d'anormal.

Début de la marche à treize mois ; depuis l'âge de quatre ans, ne fait que prononcer quelques mots.

Convulsion à cinq mois, rougeole, scarlatine, coqueluche. Caractère affectueux.

État de la dentition. — Première dent à huit mois. La canine inférieure gauche a son extrémité libre crénelée,

Les deux incisives médianes supérieures présentent l'échancrure semi-lunaire.

En outre les dents sont très irrégulièrement rangées.

OBSERVATION X

Bi... Camille, 7 ans, entre dans le service le 28 janvier 1892. *Epilepsie.*

SOMMAIRE : Père migraineux, renseignements vagues sur une partie de sa famille.

Mère impressionnable, migraineuse, rhumatisante. Grand-père maternel rhumatisant.

Pas de consanguinité.

Peur durant la grossesse.

Début de la marche à trente mois, de la parole à trois ans et demi. Convulsions à cinq mois.

Début de l'épilepsie à deux ans. Accès moins fréquents à partir de cinq ans. Clastomanie. Violences envers sa sœur et son frère.

Dentition. — Première dent à sept mois, dentition complète à vingt mois. Implantation irrégulière.

La canine supérieure gauche fait défaut.

Les deux incisives médianes supérieures sont très hypertrophiées au collet et leur couronne est très irrégulière. Les molaires sont normales.

OBSERVATION XI

Bous... Georges, âgé de 15 ans, entré dans le service le 23 mars 1900. *Idiotie.*

Sommaire : Père mort à quarante et un ans, avait eu vers l'âge de dix-sept ans une fièvre typhoïde qui avait un peu affaibli ses facultés intellectuelles. Alcoolique. Grand fumeur, Migraineux. Albuminurique. A eu vers quarante ans une rétention d'urine, un abcès au col de la vessie à la suite duquel les matières fécales passaient par la verge. Grand-père paternel vit et est bien portant. Grand'mère paternelle bien portante. Une tante paternelle, morte à un âge avancé, a eu onze enfants dont deux bègues.

Mère, migraineuse. Caractère très nerveux, tombe en fréquentes attaques de nerfs. Grand-père maternel mort à 77 ans d'une maladie de foie. Grand'mère maternelle vit encore et est bien portante.

Chagrins nombreux au moment de la conception. Peur pendant la grossesse. Accouchement à terme.

Début de la parole à quinze mois, propre à deux ans, Début de la marche à onze mois. Pas de convulsions ni de paralysie. Pas d'étourdissements ni de tremblements. Rougeole à sept ans, Peurs fréquentes pendant son enfance. Bonne mémoire, mais absence complète d'attention, de raisonnement, Ne sait ni lire ni écrire.

Etat de la dentition. — Dents très irrégulièrement implantées. Les canines supérieures gauches sont épaisses au collet et terminées par une pointe acérée faisant contraste avec le reste de la dent. Les incisives inférieures ont des érosions en cupule. Les deux incisives supérieures droites sont cassées, les deux gauches sont très hypertrophiées au collet, La prémolaire supérieure droite manque.

CHAPITRE IV

Pathogénie. — Conclusions.

Si, ne nous occupant tout d'abord que des érosions, lésions qui présenteraient au plus haut point le caractère spécifique, nous cherchons à en établir la pathogénie, nous voyons que trois théories principales ont été émises sur ce point.

La première est la doctrine éclamptique représentée par Magitot et ses élèves. Pour eux les érosions seraient toujours dues à des convulsions et les convulsions entraineraient toujours des érosions.

La seconde théorie, que défend Hutchinson, rattache toujours les érosions à la syphilis héréditaire.

Enfin la dernière opinion est celle du professeur Fournier. Pour lui le nom d'érosion est improprement donné ; car il ne s'agit pas d'une lésion pathologique affectant l'organe dentaire après sa naissance et agissant sur lui à la façon d'un corps acide par exemple, rongeant un organe, l'érodant en un mot : mais il s'agit d'une malformation, l'organe étant frappé pendant sa vie embryonnaire par un arrêt de développement.

Nous ne nous attarderons pas plus longtemps à la théorie exclusive de Hutchinson et de Parrot : les travaux de Fournier, les recherches de Mme Soller, les onze premières observations de notre premier groupe ont démontré l'erreur de cette théorie.

Quant à celle de Magitot, elle mérite d'être prise en plus sérieuse considération.

Cependant, nous reportant à notre second groupe d'observations, nous voyons dans deux cas (obs. II et X) des convulsions sans érosions et dans un cas (obs. XI) des érosions chez un malade n'ayant pas présenté de convulsions pendant son enfance. Fournier et Mme Sollier, dans sa thèse, rapportent des cas analogues.

Reste donc la théorie éclectique à laquelle se rattachent presque tous les auteurs actuels, que Albretch avait défendue dès 1861 devant la Société médicale de Berlin et que le professeur Fournier a magistralement exposée : les malformations dentaires, dites hérédo-syphilitiques, qu'il s'agisse d'érosions ou de malformations de moindre importance, ne relèvent pas uniquement de la syphilis, mais sont produites par toute cause amenant un trouble nutritif au moment de la formation des organes. Il n'est donc pas surprenant que chez les épileptiques et autres dégénérés, chez lesquels les dystrophies dentaires se voient avec une grande fréquence (91 pour 100) associées à d'autres déformations

congénitales, on rencontre les malformations dites spécifiques beaucoup plus fréquemment que ne permettrait
de le supposer l'existence de la syphilis relevée parmi
les antécédents.

IMPRIMERIE F. DEVERDUN, BUZANÇAIS (INDRE).

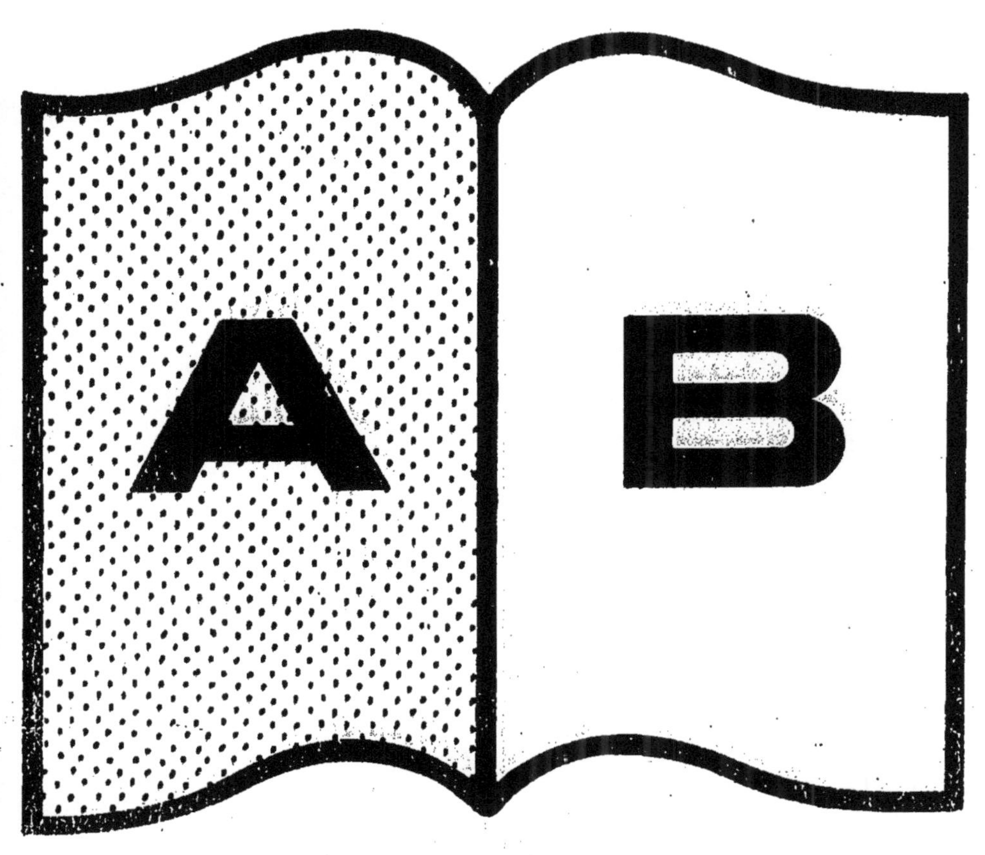

Contraste insuffisant

NF Z 43-120-14

www.ingramcontent.com/pod-product-compliance
Ingram Content Group UK Ltd.
Pitfield, Milton Keynes, MK11 3LW, UK
UKHW020946120726
13693UKWH00004B/1572